Dr Auguste PORET

DES FIBROMES

De la Trompe utérine

PARIS

Paul DELMA

29, rue des Boulan

—

189

Dr Auguste PORET

De la Faculté de Médecine
de Paris

DES FIBROMES

De la Trompe utérine

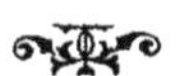

PARIS

Paul DELMAR

29, rue des Boulangers

—

1898

A LA MÉMOIRE DE MON PÈRE ET DE MA SŒUR

A MA MÈRE

A MES PARENTS

A MES AMIS

AVANT-PROPOS

Au début de ce travail qui terminera nos études médicales, nous adressons à nos maîtres l'hommage de notre sincère reconnaissance.

Nous tenons à remercier nos maîtres à la Faculté et dans les hôpitaux, entre tous M. le D' Comby dans le service duquel, à l'hôpital Trousseau, nous avons appris à connaître les maladies de l'enfance.

A la mémoire du regretté professeur Strauss nous devons un pieux hommage ; tous ceux qui l'ont connu comme nous, n'oublieront jamais quel fut son dévouement pour ses élèves.

MM. les professeurs de l'École de Médecine de Caen ont commencé notre éducation médicale, qu'ils veuillent bien recevoir ici l'expression de notre profonde gratitude pour la sollicitude éclairée et patiente dont ils nous ont entouré.

Envers M. le Dr Barette professeur de clinique chirurgicale à l'Hôtel-Dieu de Caen, la tâche nous est particulièrement douce. Dans tout le cours de nos études, il nous a suivi, aidé de ses conseils et c'est encore à sa précieuse bienveillance que nous devons d'aborder aujourd'hui ce travail. Il nous en a indiqué le sujet, et des documents recueillis au cours de sa savante pratique, il a distrait pour nous les deux observations inédites que nous avons le bonheur de publier.

Qu'il veuille bien accepter ici l'affirmation heureuse de notre profonde reconnaissance.

Que M. le professeur Le Dentu veuille bien recevoir l'expression de notre respectueuse gratitude pour le grand honneur qu'il nous fait en acceptant la présidence de notre thèse.

DES FIBROMES DE LA TROMPE UTÉRINE

APERÇU HISTORIQUE

Les tumeurs fibreuses de la trompe sont très rares ; on n'en connaît qu'un nombre restreint de cas. Soit à cause de cette rareté, soit à cause du peu d'importance clinique qu'on leur a attribuée, leur histoire est mal connue. Si nous ouvrons les traités de Gynécologie, nous voyons que les auteurs les plus compétents dans la matière les ont passées sous silence ou en ont fait une étude très incomplète.

Dans la première moitié du siècle, cette affection passe à peu près inaperçue. Sauf Hooper et Baillie qui en mentionnent quelques cas dans leurs traités d'anatomie pathologique, les autres semblent ignorer cette forme de néoplasme.

C'est surtout dans la seconde moitié du siècle que l'on a commencé à en faire l'étude, mais très sommaire toutefois.

En 1859, Simpson, dans ses leçons cliniques, est un de ceux qui aient attiré le plus l'attention sur les tumeurs fibreuses de la trompe. Il en montre une à ses élèves qui atteignait le volume d'une tête d'enfant.

Peu après (1876), Robert Barnes aborde aussi cette question et dit de ces tumeurs qu'elles sont rares et qu'il est très possible qu'elles n'aient pas une origine tubaire.

Churchill se contente de mentionner le cas rapporté par Simpson en lui trouvant un volume exceptionnel.

Eustache (1881); de Sinéty (1884); Breard et Bourguet (1885); Schrœder (1886); Gaillard Thomas (1887); Pousson (1888); Martin (1889); Segond (1892); les citent sans s'y arrêter. Winkel, aussi, en rapporte plusieurs cas.

En 1894, Stephane Bonnet et Paul Petit n'abordent l'étude de ces fibromes que pour mettre en doute leur existence.

Enfin, Pozzi (1897) dit des tumeurs fibreuses de la trompe qu'elles sont rares et sans importance clinique.

Les seules données vraiment importantes que nous possédions sur ce sujet se trouvent dans un très petit nombre d'observations éparses dans les divers journaux de médecine et de gynécologie. Dans ce modeste travail, nous n'avons pas l'intention de refaire une étude complète sur ces tumeurs. Après avoir rassemblé le plus grand nombre des observations publiées auxquelles nous en avons ajouté deux inédites dues à l'amabilité de M. le Docteur Barette, nous allons essayer de tirer des faits contenus dans ces documents quelques conclusions qui viendront s'ajouter à ce que nous savons déjà sur la question.

Les cas de fibromes de la trompe que nous connaissons ont été rencontrés dans deux circonstances bien distinctes :

à l'autopsie ou sur la table d'opération. Nous diviserons donc, pour l'intelligence de notre travail, les observations que nous avons rassemblées en deux classes bien distinctes :

1° Observations recueillies au cours d'autopsie ;

2° Observations recueillies au cours d'opération.

1° Observations recueillies au cours d'autopsie. — Parmi celles que nous avons rapportées, deux seulement rentrent dans cette classe (Obs. I et II). Dans l'observation II, le malade avait succombé à une affection cérébrale sans avoir manifesté quoi que ce fût du côté de l'abdomen. Quant au cas de Simpson (Obs. III) il est assez difficile de lui assigner une place, car nous ne savons point si c'est après la mort ou pendant la vie qu'il a trouvé la tumeur.

2° Observations recueillies au cours d'une opération. —

Dans cette classe, nous rangerons toutes nos autres observations, car c'est au cours d'une intervention chirurgicale que ces tumeurs ont été rencontrées.

Dans un cas même, la malade fut opérée pour une grosse tumeur des annexes ; sur la trompe du côté opposé on trouva un fibrome (Obs. IV).

Dans l'observation V, nous voyons une femme de 54 ans présentant des métrorragies et des crises hystéro-épileptiques ; un examen complet révèle dans la partie latérale droite de l'excavation une tumeur dure et mobile. On diagnostique un fibrome de l'ovaire ; l'opération fait voir un fibrome de la trompe.

L'observation VI est celle d'une jeune femme ressentant des douleurs dans le côté droit du bassin ; on en fait l'examen et on diagnostique un fibrome de l'ovaire ; l'opération révèle une kysto-fibrome de la trompe.

C'est au cours d'une laparotomie reconnue nécessaire à cause des douleurs et des vomissements éprouvés par le malade que Spaeth trouve un fibromyome de la trompe (Obs. VII).

Une jeune femme a des accouchements très pénibles ; en même temps surviennent des douleurs intenses qui l'amènent à consulter un chirurgien. On trouve une tumeur dans le bassin ; l'opération est jugée indispensable et au cours de l'intervention on trouve un myome de la trompe (Obs. VIII).

Notre observation IX est celle d'une jeune fille de 28 ans qui se plaint, dans le côté gauche du ventre, de crises douloureuses espacées, et revenant sans cause. L'examen révèle une tumeur médiane dont on place le siège à la face antérieure de l'utérus ou à la face postérieure de la vessie. La laparotomie permet de reconnaître un fibro-myome de la trompe gauche.

Enfin, dans notre observation X, nous voyons une femme âgée de 58 ans, qui souffre dans le ventre et chez laquelle l'irritabilité abdominale est telle qu'elle lui rend tout travail impossible. En même temps, elle éprouve des troubles du côté de la vessie et du rectum. On reconnaît une tumeur dans le cul-de-sac droit. On opère et on trouve un fibrome calcifié de la trompe.

C'est en partant de cet exposé que nous allons essayer de tracer l'histoire de ces tumeurs au point de vue : Etiologique, pathogénique, anatomo-pathologique et clinique,

ETIOLOGIE ET PATHOGÉNIE

L'étiologie des tumeurs de la trompe utérine est très obscure, comme celle de toutes les tumeurs.

Cependant on peut faire intervenir plusieurs facteurs capables d'expliquer la présence de cette affection.

D'abord l'âge. Si nous nous reportons aux observations que nous avons relatées, nous voyons que cinq de nos malades étaient jeunes et âgées de 20 à 30 ans. Dans deux cas seulement, ce néoplasme a été rencontré au delà de 50 ans, mais jamais au dessous de 20 ans. Il serait difficile de dire si réellement l'âge a influé sur son développement; mais ce qui paraît bien découler de ces faits, c'est qu'on la trouve à l'âge adulte.

On pourrait aussi se demander si la grossesse ne joue pas un rôle important dans la formation de ces tumeurs. Trois des malades dont nous relatons l'histoire avaient eu des enfants ; dans deux cas (Obs, V et X), l'accouchement fut normal ; dans le dernier (Obs, VIII) il fut très pénible, à cause de la présence du fibrome qui existait dans le bassin. Une autre était jeune fille et vierge. On voit que ces deux facteurs : âge et grossesse ont peu d'importance au point de vue étiologique. Seulement ils nous permettent de constater que le fibromyome de la trompe est une affection de la période active de la vie sexuelle. En effet, aucun cas n'a été trouvé avant la puberté ; un seul après la ménopause. Il est même certain que ce dernier était antérieur à la disparition des règles, car la malade accuse ses premières douleurs à l'âge de 48 ans, quand elle cessa d'être réglée à 50 ans. Du reste, c'était un fibrome calcifié, par conséquent, vieux. Si les causes éloignées ne suffisent pas à nous expliquer la présence de ces tumeurs dans la trompe, il faudrait peut-être rechercher dans la structure anatomique une prédisposition. En effet, la structure musculaire de la trompe de Fallope est semblable à celle de l'utérus. Dans ce dernier, on y rencontre fréquemment des fibromyomes ; il n'y a aucune raison pour que la même variété de néoplasme ne se rencontre pas dans la première.

Il est un dernier facteur sur lequel il faut surtout compter : c'est l'inflammation. Il nous suffira de rappeler le cas de Walther qui, à la suite d'une infection grave à staphylocoques rencontra de petites tumeurs dures, indolentes, ayant l'aspect clinique de fibromes. Quand on en fit la coupe, on trouva au centre de la tumeur quelques gouttes d'un liquide séreux ou séro-purulent. On peut rapprocher de ce fait notre observation IV ; à la coupe du fibrome, on trouva à son centre une once ou une once et demie d'un liquide purulent.

Il est donc possible que cette irritation inflammatoire soit cause des tumeurs qui se développent dans la couche musculaire de la trompe.

L'étude de la pathogénie est aussi obscure que celle de l'étiologie et les données contenues dans nos observations ne sont pas suffisamment probantes pour nous permettre d'affirmer une opinion à ce sujet.

On peut se demander deux choses dans cette étude de la pathogénie : 1° Les fibromes de la trompe sont-ils réellement d'origine tubaire ? Ou bien sont-ils de simples tumeurs migratrices venant de l'utérus ?

On a soutenu les deux opinions. Simpson, dans ses cliniques, s'attache à démontrer la similitude qui existe entre les fibromes de la trompe et ceux de l'utérus et se basant sur la présence de fibres musculaires lisses dans les parois de la trompe, il affirme qu'il n'y a pas lieu de nier les fibromyomes nés sur ce dernier organe.

Robert Barnes, au contraire, en fait des tumeurs migratrices venant de l'utérus. Primitivement nées au voisinage de l'orifice utérin de la trompe, mais sur la face postérieure de la matrice ; elles perdraient peu à peu leur pédicule et, une fois libres, viendraient entre les feuillets du ligament large, se rapprocheraient de la trompe dont elles sembleraient émaner et laisseraient croire qu'elles se sont développées sur place.

Pour affirmer son opinion, il s'appuie sur le fait suivant : c'est que pour lui les fibromes de la trompe ne sont jamais isolés, mais toujours accompagnés de tumeurs semblables, siégeant soit sur la matrice, soit sur l'ovaire. Cette opinion repose en réalité sur un fait qui n'existe pas, car dans les dix cas de fibromes que nous avons relatés, ils étaient toujours uniques, sans qu'il existât rien de semblable sur les organes voisins.

On peut cependant mettre en doute l'origine tubaire des tumeurs qui nous occupent, c'est quand le pédicule du myome semble s'implanter à l'union de la trompe et de l'utérus. On pourrait admettre dans le cas rapporté par Schwartz (Obs. V) que ce fibro-myome s'est développé primitivement sur l'utérus et que c'est plus tard seulement qu'il s'est pédiculisé et semble alors partir de la trompe.

Mais il n'en est pas toujours ainsi et toutes les tumeurs ne s'insèrent pas si près de l'utérus ; on en rencontre sur tout le trajet de la trompe, à un centimètre de l'utérus (Obs. VII), sur le tiers interne de l'organe (Obs. IX), à l'union du tiers moyen avec le tiers interne (Obs. VIII), au tiers moyen (Obs. X) et enfin sur la frange ovarique du pavillon (Obs. VI).

Dans ces cinq cas, il n'est pas facile d'admettre une origine utérine à ces tumeurs ; leur origine tubaire paraît évidente d'autant mieux qu'il y a une raison anatomique capable de l'expliquer ; c'est la présence de fibres musculaires lisses dans la trompe.

ANATOMIE PATHOLOGIQUE

L'anatomie pathologique est peu connue ; les auteurs classiques en parlent très brièvement. Tous s'accordent à donner
à ces tumeurs un petit volume, la taille d'un pois ou d'une
noisette (de Sinéty). Le cas de Simpson est considéré comme
tout à fait exceptionnel. Si l'on se reporte aux observations
que nous avons rassemblées et apportées, il est facile de voir
que les fibromes de la trompe ont un volume qui ne concorde
guère avec celui qui est rapporté dans tous les traités. On
en voit dont le volume varie de celui d'un œuf de poule
(Obs. IV et V) à celui d'une masse capable de remplir l'excavation (Obs. II). Mais, entre ces tailles extrêmes, on trouve
de nombreux intermédiaires. Il y en a de la grosseur d'une
mandarine (Obs. VIII). On en rencontre de la taille d'une
tête de fœtus (Obs. III et IX) ou présentant des dimensions
plus considérables : 14 cent. de long sur 8 cent. de large et
9 d'épaisseur (Obs. VI) ou encore 12 centimètres de grand
diamètre et 8 centimètres de petit diamètre (Obs. X).

On voit par cet exposé que les fibromes de la trompe, tout en n'étant pas volumineux, ne sont pas non plus d'un volume insignifiant, mais qu'ils atteignent plutôt la grosseur d'une tumeur de moyenne taille.

Le poids a été mentionné une seule fois et la tumeur pesait 475 grammes (Obs. IV).

Le siège du fibrome sur la trompe est très variable ; mais pour avoir une idée plus exacte de son point d'implantation, nous rappellerons que la trompe utérine se divise en quatre parties : 1° Une portion interstitielle ou tiers interne, une portion moyenne ou corps, une portion externe et le pavillon.

Dans les ouvrages classiques, il n'est guère fait mention du point d'implantation du pédicule. Barnes tendrait à le placer au voisinage de l'utérus ; De Sinéty, lui, au contraire, le place sur le pavillon. Rappelant ce qui a été dit en faisant la pathogénie, il est aisé de voir que ces tumeurs s'implantent sur toute l'étendue de l'organe sans avoir plus de préférence pour un point que pour l'autre. Nous les trouvons : à un centimètre de l'utérus (Obs. VII), sur le tiers interne (Obs. IX), à l'union du tiers moyen avec le tiers interne (Obs. VIII), au tiers moyen (Obs. X) et enfin sur le pavillon (Obs. VI).

Quels sont maintenant les rapports de la tumeur avec la trompe ? Ils sont variables avec son point d'origine. On peut cependant les ramener à trois variétés :

1° La tumeur siège dans le canal tubaire ;

2° La tumeur siège dans la paroi de la trompe ;

3° La tumeur siège à la face externe de la trompe.

1º Les tumeurs siégeant dans le canal de la trompe sont peu nombreuses ; nous en avons relaté deux cas (Obs. I et II),

2º On en rencontre aussi dans la paroi tubaire ; dans ce cas, elles revêtent l'aspect d'une hypertrophie de la trompe comme nous l'a montré Spaeth (Obs. VII).

3º Mais la variété sans contredit la plus nombreuse est celle qui part de la face externe de la trompe. Cette variété peut encore donner lieu à deux sous-variétés qui sont : 1º Les tumeurs sessiles ; 2º les tumeurs pédiculées.

Les tumeurs sessiles sont celles qui s'attachent directement sur la trompe, sans pédicule. On en connaît plusieurs cas (Obs. IX et X). Il arrive quelquefois que la trompe en s'unissant aux parties avoisinantes donne à la tumeur un aspect pédiculé. Il faut se mettre en garde contre ce fait, car le pédicule, en réalité, n'existe pas comme on peut s'en assurer par la dissection (Obs. IX).

On dit des tumeurs qu'elles sont pédiculées quand elles sont réunies à l'organe qui est leur point de départ par un lien de même structure qu'elles qu'on appelle le pédicule. Celui-ci a un aspect variable : tantôt il est gros comme l'index (Obs. V), tantôt mince et lamelliforme (Obs. VI). Mais que devient le calibre du canal tubaire ? La plupart des auteurs disent que sa lumière reste intacte parce que la tumeur se développe vers la face péritonéale de l'organe. Dans deux de nos observations, il est relaté que le canal était obstrué dans l'une (Obs. VIII) et presque complètement effacé dans l'autre (Obs. X). Un fait intéressant à noter est l'obstruction possible par torsion du pédicule (Obs. IX).

A. P.

2

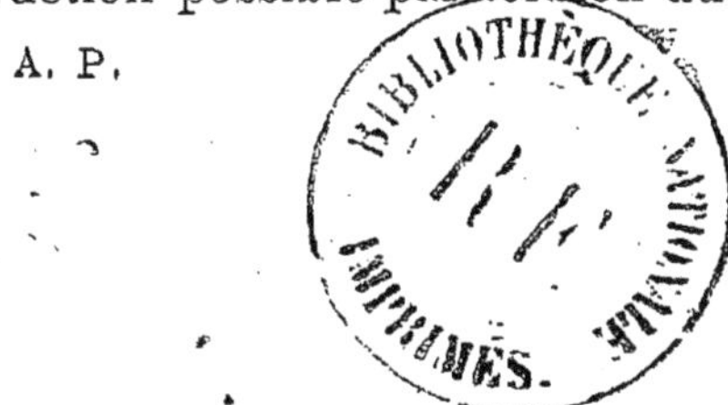

Il est fort probable que les fibromes siégeant dans le canal même, doivent en amener l'obstruction bien que Baillie et Myrtle qui ont observé ces deux cas, ne le mentionnent pas (Obs. I et II).

Les rapports de ces tumeurs avec le bassin et les organes qui y sont contenus sont très variables : tantôt elles en occupent la partie médiane (Obs. VI, IX), tantôt les parties latérales (Obs. IV, V, VIII, X), enfin quand elles sont très volumineuses, elles remplissent l'excavation (Obs. II).

Ces rapports avec les organes contenus dans le bassin sont de deux sortes : 1° rapport de contiguïté ; 2° rapport de continuité par adhérences.

1° Les rapports de contiguité s'observent dans plusieurs de nos observations ; dans l'une, la tumeur est mobile sans rapport constant avec les organes voisins (Obs. V) ; dans deux autres, la tumeur est enclavée dans le bassin, mais sans y avoir contracté aucune attache (Obs. IV, VI).

2° Souvent aussi on a des rapports plus intimes avec les parties avoisinantes ; il y a des adhérences : avec le côlon (Obs. II), avec le ligament large (Obs. VIII et X), avec le grand épiploon, l'intestin, la paroi postérieure de la vessie (Obs. IX).

La présence d'une tumeur du volume de celles que nous étudions, n'est pas sans avoir un retentissement plus ou moins marqué sur les organes voisins. Dans certains cas, il y a compression du côlon avec dilatation du segment supérieur (Obs. II). Quelquefois, la vessie est comprimée, aplatie d'avant en arrière au point de rendre le cathétérisme très difficile (Obs. IX). Il arrive aussi que le rectum soit comprimé. Dans ces deux derniers cas, la compression se traduit par des troubles de la miction et de la défécation.

Nous rappellerons ici ce que nous avons dit en étudiant la pathogénie ; ces néoplasmes sont toujours isolés ; dans aucune des observations relatées, on n'en a rencontré sur les organes voisins.

Cette remarque a son importance car elle nous montre que la théorie de l'origine utérine des fibromes de la trompe repose sur des faits qui n'existent pas.

Il reste encore un fait intéressant à signaler, c'est la torsion possible du pédicule ; ce phénomène n'a rien de spécial à l'affection qui nous occupe, car on l'observe quelquefois dans les cas de tumeurs pédiculées de l'utérus et du ligament large. Mais dans le cas présent (Obs. IX), il est intéressant à mentionner à cause des trois crises douloureuses dont fut atteinte la malade et qui furent prises pour des coliques néphrétiques. Il est fort probable qu'elles ont coïncidé avec les deux tours et demi de torsion du pédicule que, l'on a constatés au moment de l'opération.

Structure histologique. — Dans la grande majorité des cas, l'examen microscopique de la tumeur a indiqué du fibro-myome.

Du reste, il en est ainsi dans le plus grand nombre des observations que nous avons rapportées. Laissant de côté celles de Baillie et Myrtle (Obs. I et II) et n'attachant qu'une importance minime à celle de Simpson où l'examen histologique ne fut pas fait, nous arrivons à des cas bien mieux étudiés et qui presque tous, sont des fibro-myomes (Obs. V, VII, VIII, IX). On voit une tumeur constituée par des faisceaux conjonctifs, le tout arrosé de vaisseaux sanguins nombreux. Après l'action de l'acide acétique et coloration par le carmin, on reconnaît que les fibres musculaires forment des faisceaux de directions longitudinale et transversale se coupant à angle droit. Le carmin aluné met en évidence les noyaux en bâtonnets des fibres musculaires lisses. En résumé, c'est du fibro-myome (Obs. IX). Ce cas est très net, mais il n'en est pas toujours ainsi. On trouve quelquefois le tissu conjonctif uni au tissu kystique et on a du kysto-fibrome (Obs. IV et VI). On en rencontre même qui ont subi la dégénérescence calcaire, mais c'est dans l'utérus des vieilles femmes qu'on les observe (Obs. X).

CLINIQUE, DIAGNOSTIC ET TRAITEMENT

La symptomatologie de ces tumeurs est très obscure et ne
présente rien de spécial aux affections des trompes. Il peut
même arriver qu'elles ne donnent lieu à aucun symptôme
et qu'elles passent inaperçues ; c'est seulement à l'autopsie
(Obs. II) ou au cours d'une opération (Obs. IV) qu'on les
rencontre.

Nous diviserons cependant les symptômes que l'on rencontre en deux classes : 1º les symptômes fonctionnels ;
2º les symptômes physiques.

1º Symptômes fonctionnels :

Dans tous les cas, on rencontre de la *douleur* qui peut
être continue, c'est le cas le plus fréquent, ou qui peut se
produire par crises espacées (Obs. IX). Elle peut se traduire
par une simple gêne (Obs. VI, X) et quelquefois aussi s'accompagne de vomissements (Obs. VII).

On rencontre aussi des phénomènes nerveux : des crises

hystéro-épileptiques (Obs. V), une irritabilité excessive de l'abdomen empêchant tout travail (Obs. X).

— Il peut y avoir des phénomènes de compression qui se traduiront par de la dilatation du côlon (Obs. II), des envies fréquentes d'uriner et d'aller à la selle, dans les cas de compression de la vessie et du rectum (Obs. IX et X).

— On a signalé des métrorragies (Obs. V), du retard dans les règles (Obs. VI). Dans les autres cas, on n'a rien rencontré de particulier.

2° Symptômes physiques :

1° Palpation. — On sent dans la région hypogastrique une tumeur, dure, lisse, bosselée, régulière ou irrégulière (Obs. VI, IX).

Le toucher vaginal permet d'explorer les différents culs-de-sac du vagin. Souvent on rencontre dans l'un d'eux une masse dure, lisse, régulière ou irrégulière, faisant corps avec l'utérus ou libre dans sa totalité. Souvent aussi, au contact du doigt, la malade éprouve de la douleur.

Le toucher rectal permet de limiter l'utérus et de voir quels sont ses rapports avec la tumeur (Obs. V, VI, IX).

Par la palpation bi-manuelle on constate la mobilité ou l'immobilité de la masse que l'on a sous la main.

Enfin, le cathétérisme vésical permet de constater la compression de la vessie, sa déformation, son aplatissement derrière la face postérieure du pubis rendant le passage de la sonde très pénible. Il faut, dans ce cas, abaisser le pavillon.

L'hystérométrie aussi nous donnera la profondeur de la cavité-utérine.

Il est aisé de comprendre que devant les symptômes que nous venons de mentionner, le clinicien est toujours très embarrassé pour porter un diagnostic. Du reste, dans aucune des observations que nous avons rapportées, le diagnostic vrai n'a été fait. Presque tous en ont fait des fibromes de l'ovaire, c'est seulement au cours de l'opération que l'erreur a été reconnue. On peut donc considérer le diagnostic exact comme impossible.

Quant au pronostic, il est généralement sans gravité, puisque dans certains cas, les malades ne se sont pas aperçues de la présence de cette tumeur (Obs. II et IV). D'autres fois, elle peut être cause de complications graves dans l'accouchement (Obs. VIII).

Bien que ces néoplasmes soient sans gravité et que le malade n'encoure aucun danger immédiat, il vaut mieux, malgré tout, lui faire suivre un traitement.

Il n'y a qu'un traitement : c'est l'intervention chirurgicale.

Dans ce cas deux voies restent pour attaquer la tumeur :

1° La voie abdominale en faisant une simple laparotomie ; c'est la meilleure, car elle permet toujours d'enlever la tumeur, quel que soit son volume, et les suites de l'opération se passent presque toujours sans complications ;

2° La voie vaginale est moins sûre que la précédente, les résultats sont moins satisfaisants. Si la tumeur atteint un volume considérable ou si elle a subi la dégénérescence calcaire, il est presque impossible de l'extraire, sans lésions sérieuses, du côté des parties molles (Obs. X).

Dans ces cas, on est obligé de recourir à la voie abdominale. Il vaudra donc mieux attaquer toujours la tumeur de ce côté.

Dans tous les cas de néoplasmes de ce genre, il faudra proposer au malade le traitement chirurgical, car les résultats qu'il donne sont bons et il est sans danger pour lui. En effet, aucun des cas traités ainsi n'ont donné d'insuccès; tous les malades ont guéri (Obs. IV, V, VI, VIII, IX, X).

OBSERVATIONS

OBSERVATION I (Baillie.)

Morbid anatomy of some of the most important parts of the Human body. 1818. — TUMEUR DURE DE LA TROMPE DE FALLOPE.

J'ai vu une tumeur dure et ronde développée sur la surface externe d'une des trompes de Fallope.

Lorsqu'on fendit cette tumeur, elle offrait à la coupe exactement le même aspect que ces tumeurs développées à la face extérieure de l'utérus.

La substance en était dure, blanche, traversée par des cloisons membraneuses et solides. Cependant la maladie offre rarement cette apparence et Hooper dit qu'on observe le plus souvent ce genre de tumeur dans la cavité de la trompe.

Quelquefois on voit de petites tumeurs dans le tissu cellulaire sous le péritoine qui recouvre les trompes. Nous en avons trouvé une, une fois, dans le canal lui-même, du volume d'une

.olive. Les franges du pavillon étaient détruites et la trompe se terminait en cul-de-sac.

OBSERVATION II (Dr John Young-Myrle.)

Monthly (the) Journal of medical science London and Edimburg. 1849. Edimburg obstetric society — January. — TUMEUR FIBRO-CARTILAGINEUSE DE LA TROMPE GAUCHE.

Pendant l'examen du corps d'une femme qui avait succombé à une affection cérébrale due à son intempérance, le Dr M... trouva une grosse tumeur qui remplissait complètement le détroit supérieur du bassin. Remontant un peu au-dessus du détroit, elle descendait dans l'excavation jusqu'à 3/4 de pouce de l'orifice du vagin, et à première vue, elle avait l'aspect d'un ovaire augmenté de volume. A force de couper et de déchirer, elle fut enlevée, non sans difficulté toutefois, avec l'utérus et les annexes, Elle apparut alors comme étant fibro-cartilagineuse très résistante et siègeant dans la trompe de Fallope gauche.

L'ovaire gauche paraissait englobé dans la partie supérolatérale de la tumeur à laquelle il adhérait fortement.

L'utérus et l'ovaire étaient sains et de grandeur normale.

Une coupe faite dans la tumeur montra simplement sa dureté cartilagineuse ; et sur la surface de la coupe, on voyait d'une façon très nette des anneaux concentriques de consistance égale, mais variant d'épaisseur, les plus épais étaient à la circonférence et ils devenaient graduellement plus minces en allant vers le centre.

Le noyau de la tumeur était un petit corps rond de structure exactement pareille.

La tumeur emplissait le bassin d'une façon si complète qu'il était impossible de faire un examen satisfaisant par le vagin. Par sa pression continuelle, elle avait donné lieu à une distension énorme du côlon.

Cette tumeur pouvait être une grossesse extra-utérine arrêtée dans son développement à une période peu avancée, car les tumeurs de ce genre sont excessivement rares et je ne sais si on en a mentionné dans cette région, ou bien était-ce simplement une tumeur fibro-cartilagineuse?

OBSERVATION III (Simpson.)

Diseases of women. 1872. — TUMEURS FIBREUSES DE LA TROMPE.

Les tumeurs fibreuses de la trompe ne sont pas très fréquentes et ont plutôt un intérêt anatomique que clinique, car lorsqu'elles existent, elles sont généralement d'une taille si petite qu'elles ne donnent lieu à aucun symptôme important.

Je vous montre cependant le dessin d'une tumeur de ce genre que je suivais avec le Dr Gordon; cette dernière avait atteint la taille d'une tête d'enfant. Vous pouvez facilement concevoir combien il serait difficile de déterminer exactement le siège et la nature d'une tumeur qui possède à la fois, la forme et la consistance solide de celles qu'on rencontre dans l'utérus et la situation latérale et la mobilité des tumeurs de l'ovaire.

Un tel néoplasme, laissez-moi vous le dire en passant, de-

mande à être traité d'après les règles qui nous guident dans le
traitement des tumeurs fibreuses siègeant dans les parois de
l'utérus ou faisant saillie à sa surface péritonéale.

OBSERVATION IV (Dr THOMAS.)

New-York obstetrical society. 1881. — KYSTO-FIBROME
DE LA TROMPE UTÉRINE.

Le 3 mai 1885, le D^rThomas présentait une pièce qu'il avait
enlevée à une femme de 28 ans dans les circonstances suivantes :
Il était appelé à Saragota-Syrings pour faire subir à une malade
qu'il n'avait pas vue l'opération de l'ovariotomie. La tumeur qui
était volumineuse et dont le poids fut estimé à 45 livres fut
extraite sans difficulté et la malade s'en alla entièrement
guérie.

Après l'ablation de la tumeur, il passa la main dans la cavité
pelvienne pour examiner l'autre ovaire et il trouva une tumeur
de la grosseur d'un œuf dé poule qui était attaché à la trompe
de Fallope. Après avoir lié le pédicule, il enleva la tumeur. On
pratiqua une coupe et on trouva que les bords étaient épais et
paraissaient composés de tissu musculaire semblable à celui
qui existe sur les bords de la trompe. A l'intérieur était une once
ou une once et demie d'un liquide d'aspect purulent.

Puisque les parois de la trompe ont la même structure musculaire que celle de l'utérus et que d'autre part, des tumeurs
fibreuses siègent dans ce dernier organe, il ne vit aucune raison
à ce qu'on pût en rencontrer aussi dans le premier bien qu'il
ne se rappelât pas qu'un pareil cas fût déjà mentionné.

Cette tumeur avait certainement l'aspect général d'un kysto-fibrome et il en référa à un anatomo-pathologiste pour en faire l'examen microscopipue.

Et cet examen permit de faire facilement un diagnostic sans pronostic grave. En effet, un éminent gynécologiste avait fait le diagnostic de cancer de l'ovaire et avait dit que l'opération serait certainement suivie de mort. Aussi les amis de la malade ne voulaient pas consentir à l'ovariotomie sans avoir une forte présomption qu'il n'y avait point de cancer.

OBSERVATION V (Schwartz.)

Bulletins et mémoires de la Société obstélricale et gynécologique de Paris. 1890. — FIBRO-MYOME DE LA TROMPE UTÉRINE DROITE À SON ORIGINE.

Il s'agit d'une femme, de 54 ans, institutrice, hollandaise d'origine, qui entre, le 21 janvier, à la maison municipale de santé, pour se faire soigner.

Les symptômes qui la déterminent à réclamer nos soins sont : des pertes de sang très abondantes au moment des règles qui, malgré ses 54 ans, ont persisté et puis des phénomènes du côté du système nerveux.

Antécédents héréditaires. — Rien.

Antécédents personnels. — Réglée à 19 ans ; l'établissement des règles a été très douloureux, depuis elles ont été toujours régulières si ce n'est dans ces derniers temps où elles reparaissaient plus fréquemment.

A 25 ans, grossesse normale ; accouchement difficile.

Métrite consécutive pour laquelle on lui fit subir traitement pendant 4 mois.

Depuis lors, malgré une vie tranquille, sa santé a été toujours chancelante.

Au moment des règles, elle éprouve une douleur spéciale au niveau des lombes et de la région sacrée, douleur qui s'accompagne de nausées.

Le mal s'est surtout aggravé depuis un an.

A l'approche de chaque époque menstruelle, elle est sujette à des crises qui se produisent de la façon suivante :

Douleur au niveau de la région sacrée et du bas des reins suivie d'un tremblement général puis de rougeur de la face. La malade perd connaissance et tombe n'importe où; ensuite les mains sont contracturées, les poings fermés, elle est agitée de mouvements cloniques, elle a l'écume à la bouche mais aucune morsure de la langue; elle se réveille excessivement fatiguée. La crise dure de deux à trois heures; elle se répète plusieurs fois; quelquefois à 12 heures d'intervalle et c'est toujours la première qui est la plus marquée.

Les règles se montrent tous les 15 jours; elle perd un sang noir et très abondant, cela pendant 4 à 5 jours.

Ces signes dirigèrent mes investigations du côté d'une lésion des annexes. Rien du côté des organes génitaux externes; rien de visible par l'abdomen.

Le toucher vaginal et bi-manuel permet de constater dans le cul-de-sac droit en arrière, à côté du col de l'utérus, mobile, normal (hyserométrie normale) une tumeur de la grosseur d'un œuf, mobile elle-même, logée en partie sur les côtes, en partie dans le cul-de sac de Douglas. Elle se laisse facilement soulever par le doigt, la main abdominale la saisit difficilement tant elle est profondément située.

. Le toucher rectal arrive facilement à la délimiter ; elle est très nettement sur le côté de l'utérus et un peu en arrière ; elle est mobile, dure, douloureuse à la pression et même au toucher.

Je pensai qu'il s'agissait d'une tumeur solide de l'ovaire ou de la trompe, d'une tumeur pédiculée sans adhérences-périphériques et portai le diagnostic de fibrome ovarien, me basant sur le retentissement qu'elle avait sur le système nerveux et la sensibilité à la pression.

Un examen approfondi au point de vue des phénomèmes nerveux nous montra que la malade n'avait aucun point d'anesthesie, un rétrécissement léger du champ visuel à gauche ; pas de points douloureux hystériques, la langue ne présente aucune trace de morsure. Rien du côté des urinès, ni du côté du tube digestif.

La malade accepta avec empressement l'ablation de la tumeur qui fut pratiquée le 24 février.

Laparotomie. — Incision de 8 centimètres sur la ligne médiane. Je recherche immédiatement l'utérus et la corne utérine droite ; je plonge dans le cul-de-sac de Douglas et j'en retire la tumeur qui est insérée par un pédicule gros comme mon index et long de 2 à 3 centimètres, sur la trompe droite jusqu'au niveau de son insertion sur la matrice ; un fil de soie double est passé dans le pédicule qui est ensuite sectionné aux ciseaux, puis cautérisé au Paquelin.

L'exploration de l'ovaire et du reste de la trompe nous montre que ces organes sont sains ainsi qu'à gauche. Le ventre est refermé par des crins de Florence. L'opération a duré 25 minutes.

Le pédicule de la tumeur était très vasculaire, celle ci était rouge foncée au moment de son ablation.

La malade est actuellement guérie et commence à se lever. Elle a eu ses règles 16 jours après l'intervention et cela normalement en quantité ; elles ont duré deux jours seulement. Les attaques hystéro-épileptiques ne se sont pas produites et elle ne peut assez se louer de s'être décidée à l'opération.

J'ai pensé que ce fait était digne de vous être présenté à cause de la symptomatologie peu connue encore des tumeurs de la trompe de Fallope et de l'heureux résultat obtenue par l'ablation du fibro-myome.

OBSERVATION VI (Le Dentu)

Bulletin de l'Académie de médecine, 1890. — Kyste fibrome végétant appendu à l'extrémité externe du ligament tubo-ovarien et de la grande frange du pavillon de la trompe.

La tumeur que je mets sous vos yeux provient d'une jeune femme de 23 ans, que j'ai opérée à l'hôpital Beaujon, le 24 avril. Elle offre un double intérêt par son siège et sa constitution.

L'histoire clinique de ma malade peut se résumer en quelques mots : ses époques ont toujours été parfaitement régulières, sauf des retards de cinq et dix jours en mars et avril de cette année.

Elle est restée jusqu'au mois de janvier dernier sans se douter de l'existence de cette tumeur. Un peu de gêne douloureuse ressentie à cette époque dans le bas-ventre a attiré son attention et lui a révélé sa maladie.

Lorsqu'elle vint me consulter, je constatai, au-dessus du pubis, une masse dure, finement bosselée, allongée transversalement, occupant le petit bassin en avant et à droite de l'utérus, avec lequel elle ne paraissait pas avoir de connexions étroites, car elle se laissait déplacer facilement d'un côté à l'autre du ventre. Le toucher vaginal confirmait cette impression. On sentait l'utérus refoulé en arrière et indépendant de la tumeur.

Le diagnostic était difficile. Je pensai que j'avais affaire à une tumeur solide de l'utérus probablement fibreuse. Les bosselures très nombreuses et en même temps très distinctes les unes des autres, dont sa surface était hérissée, m'empêchaient de porter ce diganostic d'une façon définitive et je me demandai s'il ne s'agissait pas d'une tumeur congénitale, d'un tératome presque exclusivement constitué par des éléments solides. En tout cas, la laparotomie était formellement indiquée.

Après l'incision des parois abdominales, je trouvai la tumeur enclavée dans le petit bassin, mais il me fut facile de l'amener à l'extérieur. Je constatai de suite qu'elle ne dépendait pas de l'ovaire, mais qu'elle s'était développée sur le bord du ligament large, du côté gauche, au niveau du ligament tubo-ovarien auquel elle était attachée par un pédicule bien étroit et très mince. Comme l'ovaire renfermait un ou deux petits kystes et que l'une des franges du pavillon de la trompe se confondait avec le pédicule, j'extirpai les annexes au ras de la corne de l'utérus.

L'ovaire droit ne me parut pas absolument sain; sa surface était soulevée en un point par une petite bosselure correspondant sans doute à un follicule dilaté. Cette lésion ne me parut pas suffisante pour motiver l'extirpation des annexes. Je les laissai en place. La malade est en voie de guérison.

Examen de la pièce.

A. P.   3

La tumeur a 14 cent. de long sur 8 cent. de large et 9 cent. d'épaisseur.

Sa surface très irrégulière présente un très grand nombre de petites saillies arrondies dont plusieurs constituées par de petits kystes. Le plus volumineux d'entre eux a les dimensions d'une petite noisette. Les autres bosselures fermes et résistantes sont d'un blanc légèrement rosé.

A la coupe, le tissu de la tumeur rappelle par son aspect les lobes du cervelet. La trame est formée par des arborescences de nature évidemment fibreuse qui supportent un tissu moins ferme, translucide comme du cartilage, parsemé de nombreuses petites cavités kystiques.

Les dimensions de ces dernières n'excèdent pas celles d'un grain de mil.

Le pédicule, formé par une membrane fibreuse, semble se détacher de la partie la plus externe du ligament tubo-ovarien et de la grande frange du pavillon de la trompe. Celui-ci est absolument indépendant de la trompe comme l'ovaire. La trompe elle-même est libre dans toute son étendue.

M. Letulle a bien voulu me faire un examen histologique de cette tumeur. C'est indiscutablement un kysto-fibrome végétant qui contient peu de kyste et beaucoup de tissu fibreux. Sa surface est recouverte d'un épithélium pavimenteux qui paraît, lui aussi, quelque peu végétant.

Le cas est en réalité très rare et très curieux.

OBSERVATION VII (Spaeth).

Leitschrift für Geburtshifle und Gynakologie ou *Revue des sciences médicales en France et à l'étranger.*, 1892. — Tumeur fibreuse de la trompe de Fallope.

Les fibromes de la trompe sont d'une extrême rareté et ne donnent qu'exceptionnellement lieu à une intervention chirurgicale.

Une femme souffrait de vives douleurs dans le côté gauche du ventre accompagnées de vomissements.

La laparotomie permit d'enlever une tumeur qui tenait à la trompe et présentait de nombreuses adhérences péritonéales.

La trompe manifestement raccourcie aboutissait à un centimètre de l'utérus à une tumeur sur laquelle s'étalait le pavillon et qui était formée par la paroi tubaire, épaisse de 4 centimètres environ.

Le microscope démontra dans cette tumeur la structure des fibro-myomes sans aucune lésion inflammatoire.

OBSERVATION VIII (Bland Sutton.)

The medical and Press circular, 1892. — Un cas de myome de la trompe de Fallope.

Le 4 juillet 1892, Mme L..., âgée de 29 ans, fut admise à l'hôpital pour une tumeur du bassin.

Antécédents personnels. — La malade avait eu deux grossesses et à chaque accouchement on avait eu recours aux forceps, par suite de la présence d'un obstacle dans le bassin.

Chaque fois, le fœtus était mort et la convalescence de la malade avait été retardée.

Le dernier accouchement eut lieu en janvier 1892. Deux mois après, la malade commença à souffrir dans le bassin d'une façon si intense qu'elle se décida à venir consulter le docteur Clarke de Walkantas.

Le docteur Clarke trouva une grosse tumeur sur le ligament large gauche et l'engagea à consulter M. Bland Sutton.

Il n'était pas difficile de constater du côté gauche du bassin la présence d'une grosse tumeur, mais ce qui était moins facile, c'était de savoir si la tumeur était due à une hémorragie siégeant dans les feuillets du ligament large ou si c'était une tumeur solide.

La tumeur était assez volumineuse pour être sentie au-dessus du détroit supérieur et la déchirure du col attestait suffisamment la force qui avait dû être employée pour pratiquer l'extraction du fœtus.

Une consultation fut tenue sur ce cas. Les avis étaient partagés, tous n'admettant pas que ce fût une tumeur solide. Mais en raison des souffrances de la malade et du doute sur la nature de la tumeur, une opération exploratrice fut jugée nécessaire.

Il parut probable que la tumeur en se retournant avait été cause des difficultés de l'accouchement.

La malade consentit volontiers à l'opération, tant elle avait envie d'obtenir du soulagement dans ses souffrances.

Le 18 juillet, on lui donna du chloroforme et l'abdomen fut ouvert par le procédé employé dans l'ovariotomie.

Une tumeur aussi grosse qu'une noix de coco occupait le ligament large gauche. Celle-ci fut énucléée. Durant l'opération, un des kystes creva, donnant une certaine quantité de liquide rougeâtre.

La paroi du kyste était très adhérente à la capsule et en procédant à l'énucléation, il y eut quelques déchirures. Après l'enlèvement du kyste, on pouvait voir l'uretère rampant sur le fond de l'espace dont on avait extrait le kyste. On s'assura de tous les vaisseaux qui donnaient du sang. Les bords du sac furent amenés à l'angle le plus bas de la section abdominale et fixés par des points de suture. Un tube à drainage en verre y fut introduit.

L'utérus était de taille normale quoique petit. L'ovaire droit et la trompe de Fallope avaient la taille et l'aspect normal.

L'ouverture abdominale fut fermée par des sutures de soie et le pansement fut fait avec de la charpie et de la ouate. Le tout fut solidement maintenu avec un bandage de flanelle et la malade reportée dans son lit.

La tumeur comprenait deux parties : la partie large était un kyste ovarien multiloculaire aussi gros qu'une noix de coco. Une grande loge contenait une quantité de liquide teinté de sang.

Quelques-unes des petites loges contenaient un liquide clair, et une d'elles était remplie d'une matière pultacée dans laquelle il y avait des cheveux.

Sur le sommet de la tumeur, on voyait une partie de la trompe de Fallope, longue de 7 centimètres et aussi grosse que le petit doigt. (1 centimètre de diamètre). Elle se terminait par une tumeur ayant la forme et la taille d'une mandarine.

Cette tumeur ayant l'aspect d'un myome de l'utérus, était

située à l'union du tiers moyen avec le tiers utérin de la trompe.

Pendant l'opération, on avait remaqué qu'une partie de la trompe d'au moins 2 centimètres de longueur unissait la tumeur à l'utérus.

Au point de jonction de la tumeur et de la trompe, la lumière du canal était obstruée.

Sur la coupe (de la tumeur), on voyait un canal étroit tapissé par une membrane muqueuse et venant s'ouvrir au point où le pédicule avait été coupé.

Après avoir fait durcir la tumeur, des coupes furent préparées pour l'examen microscopique, et on trouva que c'était un type de myome (eciomyoma).

19 juillet. — La malade a une bonne nuit, sans nausées, suintement facile par le tube de drainage, suppositoires de morphine.

20 juillet. — Etat satisfaisant. Six onces d'eau de-vie car le pouls était mou.

22 juillet. — Toux incommode.

24 juillet. — Toux très gênante.

Respiration, 60 ; température, 101 ; pouls, 140.

Face bleuâtre.

26 juillet. — Délire.

27 juillet. — Grande amélioration. Respiration, 50 ; température, 100 ; pouls, 130.

29 juillet. — L'amélioration continue. La malade prend de la nourriture et expectore facilement.

A partir de ce jour, la malade reconquit peu à peu ses forces. La toux devint moins incommode et toute gêne cessa.

Le pus s'écoula facilement par le drain en gomme élastique qui avait été mis à la place de celui en verre le 24 juillet.

3 août. — Le tube fut enlevé.

Les sutures ne furent pas enlevées avant le vingtième jour afin d'éviter l'écartement auquel était sujette la plaie lorsque la malade toussait.

Plusieurs des points de sutures suppuraient; d'où retard dans la convalescence.

14 août. — La malade attend maintenant son tour pour aller dans une maison de convalescence.

OBSERVATION IX (Inédite.)

Service de M. le Dr *Baretle.* — FIBROME DE LA TROMPE GAUCHE. — ACCIDENT DE TORSION DU PÉDICULE. — EXTIRPATION. — GUÉRISON.

Mlle X..., âgée de 28 ans, fille d'arthritique et petite-fille de goutteux, a été prise, depuis six mois, de pesanteur dans le bas-ventre surtout au moment des époques menstruelles. Elle a d'ailleurs été réglée à 14 ans et l'a toujours été régulièrement.

Cependant, déjà huit mois avant le moment où nous l'observons, elle fut prise à la suite d'une chute dans un escalier d'une très violente crise douloureuse qui fut considérée comme une attaque de colique néphritique du côté gauche.

Quatre mois après, nouvelle crise, toujours du côté gauche sans cause connue. Enfin, le 6 décembre 1895, une troisième crise éclate au milieu de la nuit quatre à cinq heures après la fin des règles. On constatait à l'examen que tout le côté gauche de l'abdomen et la région rénale étaient très douloureux, il n'y avait pas de fièvre, les urines étaient de quantité normale, assez chargées de sels uriques. Cet état amélioré par l'emploi de calmants à haute dose persista jusqu'au 12 décembre. Ce jour-là, les douleurs devinrent plus fortes, surtout du côté de la vessie, les besoins d'uriner se montrèrent très fréquents et on remarqua quelques gouttes de sang dans les urines. Un examen complet pratiqué ce jour-là nous permet de constater que le rein gauche n'était plus douloureux. Il existait dans la région hypogastrique, exactement sur la ligne médiane, une tumeur dure, lisse, globuleuse, régulière, sans bosselures, sensible au toucher. Elle remonte à quatre travers de doigt au-dessus de la symphyse pubienne, elle s'étend symétriquement jusqu'à 7 centimètres de chaque côté de la ligne médiane. Le toucher vaginal ne pouvait être pratiqué, le toucher rectal permettait de constater que l'utérus n'était pas augmenté de volume que l'on pouvait nettement percevoir son col, sa face postérieure et ses deux bords ; qu'il était assez mobile latéralement, abaissé dans sa situation, qu'en essayant de le soulever, on imprimait à la tumeur un très léger mouvement d'élévation. Une sonde urètrale métallique introduite dans la vessie était brusquement arrêtée, après avoir franchi seulement le canal de l'urètre et le col vésical une masse résistante l'empêchait de pénétrer suivant sa direction normale. Ce n'était qu'en inclinant presque verticalement et un peu vers la gauche que l'on pouvait pénétrer de bas en haut dans une cavité étroite, mais on ne pouvait en aucune façon l'incliner en arrière. Nous fimes alors le diagnostic de tumeur fibreuse de la paroi antérieure de l'utérus ou de la paroi postérieure de la vessie. L'intervention chirurgicale s'imposait, elle fut pratiquée le mercredi 18 décembre.

Après chloroformisation, nous pratiquons d'abord l'évacuation du contenu de la vessie. A ce moment, nous constatâmes que les mouvements de latéralité imprimés à la tumeur étaient transmis à la sonde.

Incision médiane portant de 2 centimètres au-dessous de l'ombilic jusque devant la symphise pubienne.

La tumeur tendait fortement le fascia transversalis qui fut incisé avec précaution; dans la partie inférieure de cette incision, le bistouri entama un plan qui n'était autre que la partie la plus élevée, très aplatie, et très amincie de la paroi vésicale. Ce petit accident nous permit de reconnaître que, la cavité vésicale était très aplatie d'avant en arrière, mais que la région postérieure de la vessie était lisse et que la tumeur était extravésicale. Immédiatement nous refermâmes la petite boutonnière vésicale à l'aide de deux plans de sutures. Aussitôt nous ouvrîmes le péritoine au-dessus de la vessie et nous tombâmes sur la tumeur. Il fallut alors la libérer d'une adhérence assez large avec le grand épiploon puis de quelques adhérences molles récentes avec le petit intestin; de même avec la paroi postérieure de la vessie. Après cette libération, nous pûmes glisser les doigts de la main gauche en dessous et en arrière de la tumeur et la désenclaver en la soulevant de bas en haut et la sortir de la cavité abdominale. Elle était supportée par un pédicule deux fois et demi tordu sur lui-même de gauche à droite. La trompe utérine violacée ayant le volume du médius faisait partie du pédicule tordu. L'ovaire violacé également, triplé de volume, œdémateux était également au-dessus du point de torsion. Une forte pince fut appliquée sur le pédicule et après l'avoir lié à l'aide de deux anses croisées nº 10, il fut sectionné au thermocautère.

Les annexes du côté droit étaient saines; l'utérus ne présentait rien d'anormal. Toilette rapide du cul-de-sac, suture de la paroi à trois étages; petit drain dans l'angle inférieur de la plaie devant la vessie. Les suites de cette opération ont été absolument normales et ne présentent aucun incident qui mérite d'être noté.

Examen de la tumeur. — La tumeur a le volume d'une tête de fœtus a terme; son plus grand diamètre est de 13 centimètres; sa circonférence mesure 33 centimètres; elle pèse 475 grammes.

Elle présente 3 parties : une grosse masse très dure, fibreuse, très intimement accolée à la trompe dont on ne peut la séparer que par la dissection. Le siège précis de la tumeur, son implantation réelle, semble se faire sur le tiers interne de la trompe et en même temps sur le ligament utéro-ovarien gauche. Ces deux organes semblent intimement confondus; ils ont tous les deux participé au mouvement de torsion qui s'est produit entre l'utérus et l'implantation de la tumeur. Au delà de ce point, la trompe est dilatée, violacée, remplie d'un mucus rougeâtre, les franges de son pavillon sont accolées les unes aux autres.

La paroi musculaire de la trompe est considérablement hypertrophiée et présente une épaisseur de 6 à 8 mm. L'ovaire gauche, qui flanque la partie supérieure de la tumeur ne lui adhère pas. Il est œdémateux, hypertrophié, il était également au-dessus de la torsion. Le tissu de la tumeur crie sous le scalpel, il est de consistance fibreuse, d'aspect un peu aréolaire dans sa partie centrale.

Examen histologique. — A l'examen histologique qui a été pratiqué par notre collègue le Dr Catois, professeur d'histologie, on reconnaît que la tumeur est constituée par des faisceaux de de tissu musculaire lisse, séparés par des faisceaux conjonctifs;

le tout arrosé par de nombreux vaisseaux sanguins. Après l'action de l'acide acétique et coloration par le carmin, on reconnaît que les fibres musculaires forment des faisceaux de direction longitudinale et transversale se coupant à angle droit. La coloration par le carmin aluné et le montage au baume de Canada dissout dans le xylol mettent en évidence les noyaux en bâtonnet des fibres musculaires lisses.

En résumé, la tumeur au point de vue histologique est constituée par des fibres musculaires lisses prédominantes et des fibres conjonctives. C'est du fibro-myôme.

OBSERVATION X (Inédite.)

Service de M. le Dr Barette. — FIBROME CALCIFIÉ DE LA TROMPE.

La femme D..., âgée de 58 ans, entre dans le service de la clinique chirurgicale de l'Hôtel-Dieu de Caen, le 2 janvier 1896.

Réglée à 19 ans, cette femme n'a eu qu'un enfant à l'âge de 27 ans. La ménopause est survenue vers 50 ans et s'est faite régulièrement : elle n'a jamais eu depuis ce moment de perte de sang.

Cette malade raconte qu'elle a commencé à souffrir du ventre vers l'âge de 48 ans. Ses douleurs ont persisté et ont même augmenté après la ménopause ; elle a ressenti des pesanteurs sur le fondement et la vessie, s'accompagnant parfois de faux besoins de défécation et d'une fréquence insolite des besoins d'uriner.

De temps en temps, elle a éprouvé une constipation opiniâtre durant plusieurs jours.

Au toucher vaginal, le doigt rencontre dans le cul-de-sac antérieur, une tumeur arrondie, un peu douloureuse à la pression,
remontant jusqu'à un travers de doigt au-dessus du pubis.
Cette masse surmonte le col utérin et le refoule vers le cul-de-
sac postérieur. Le cul-de-sac droit est souple, profond ; on y reconnaît l'extrémité droite de la tumeur, le cul-de sac gauche est
plus profond encore ; il n'est pas occupé par la tumeur. La palpation bi-manuelle montre que les mouvements imprimés à la
tumeur par le doigt vaginal se transmettent facilement à la main
qui occupe l'hypogastre. Le toucher rectal ne donne aucune
sensation nouvelle. Au spéculum, on constate que le col utérin
est normal, l'orifice du col est légèrement entr'ouvert, la cavité
utérine très accessible à l'histéromètre, mesure 6 cm. 5 mm. Le
cathétérisme vésical ne peut se faire complètement qu'en abais-
sant fortement le pavillon de la sonde, son extrémité profonde
luttant contre la tumeur : les urines sont absolument normales.

Le 10 janvier, nous attaquons la tumeur par la voie vaginale,
considérant l'utérus devenu inutile après la ménopause. Nous
amenons facilement celui-ci au-dehors et par la brèche ainsi éta-
blie, nous saisissons la tumeur avec de fortes pinces de Mus-
seaux, tout en protégeant la vessie relevée à l'aide d'une large
vulve. Après avoir fait des efforts de traction très notables,
nous ne pouvons arriver à la faire passer par la brèche vaginale ;
la tumeur présente en effet une consistance très dure. Préférant
ne pas produire de contusion inutile, nous tamponnons le vagin
soigneusement aseptisé avec de la gaze iodoformée et séance
tenante, nous pratiquons une laparotomie médiane. Elle nous
permet de saisir très facilement notre tumeur qui ne tient plus
que par quelques lambeaux du ligament large que nous sec-
tionnons après ligature. Le ventre est immédiatement refermé

et le tamponnement vaginal renouvelé, l'hémostase ayant été faite à l'aide de quelques ligatures remplaçant les pinces.

Suites opératioires absolument normales; la malade se relève et marche quinze jours après l'intervention.

Examen de la tumeur. — Elle présente 12 centimètres dans son grand diamètre, 8 dans son petit; elle est bosselée, ovoïde, elle adhère très intimement au tiers moyen de la trompe utérine; elle entoure les trois quarts de sa circonférence. Les fibres musculaires longitudinales de cette trompe se continuent avec le tissu de la tumeur dans laquelle elles se perdent. La lumière de la trompe est à peu près effacée; il n'y a point d'épaississement notable de la paroi, les franges du pavillon sont normales; l'ovaire correspondant est atrophié et sénile. La tumeur présente à la coupe l'aspect du fibro-myome calcifié dans presque toute son étendue. Quelques lobes seulement ont encore conservé l'aspect fibroïde et ne sont pas envahis par la calcification.

CONCLUSIONS

1º Les tumeurs fibreuses de la trompe utérine sont rares.

2º Elles se rencontrent pendant la période active de la vie sexuelle.

3º L'anatomie pathologique démontre qu'elles peuvent se développer sur la trompe même sans qu'il soit besoin d'aller chercher leur point de départ à la surface de l'utérus.

Leur structure histologique démontre que dans la majorité des cas ce sont des fibro-myômes.

4º Elles peuvent présenter le phénomène de la torsion du pédicule.

5º La symptomatologie et le diagnostic n'offrent point de signes pathognomomiques qui permettent de les reconnaître facilement.

6º La thérapeutique, purement chirurgicale, est celle de toutes les tumeurs pédiculées du bassin.

BIBLIOGRAPHIE

BAILLIE. — Morbid anatomy of some of the most important parts of the human body, 1818, p. 423.

BARNES. — Traité pratique des maladies des femmes, 1876, Ch. xxxiv, p. 343.

BONNET Stéphane et PETIT. — Traité pratique de gynécologie, 1894, Fibromyome de la trompe, p. 406.

CHURCHILL et LEBLOND. — Traité pratique des maladies des femmes pendant la grossesse et après l'accouchement, 1881, 3e édit. ; Maladies des trompes, Ch. v, p. 633.

EUSTACHE. — Manuel pratique des maladies des femmes, médecine et chirurgie, 1881. Maladie de la trompe, Ch. iii, p. 536.

GAILLARD THOMAS. — Traité clinique des maladies des femmes, 1887, Ch. xlxiii; p. 726.

GROSS, BOHMER et VAUTRIN. — Nouveaux éléments de pathologie et clinique chirurgicale, 1893, T. III, p. 585.

HART et BAIBOUR. — Manuel de gynécologie, 1886, Ch. xviii; p. 208.

HOOPER. — Morbid anatomy of the human uterus, 1832, p. 12.

LE DENTU. — Bulletin de l'Académie de Médecine, 1890, 29 avril; T. XXIII, p. 444.

MARTIN. — Traité clinique des maladies des femmes, 1889. Néoplasmes de la trompe.

Myrtle-John, — Monthly (the), Journal of médical science, London and Edimburg, mai 1849, p. 772.

Poisson. — Encyclopédie internationale de chirurgie, Ch. vii, p. 613.

Pozzi-Samuel. — Traité de Gynécologie, 1897. Livre X. Ch. v, p. 882.

Bréard et Bousquet. — Traité de pathologie externe, 1885, T. III, p. 560.

Schroeder C. — Maladies des organes génitaux de la femme, 1886, Néoplasme de la trompe, p. 374.

Schwartz. — Bulletin et mémoire de la Société obstétricale et Gynécologique de Paris, 13 mars 1890, p. 73.

Segond. — Duplay et Reclus. Traité de chirurgie, 1892, Ch. viii, p. 585.

Simpson J. — Diseases of Women, 1872, p. 541.

The medical times and gazette, 1868, Vol. I, 30 june, p. 639.

de Sinety. — Traité pratique de Gynécologie et des maladies des femmes, 1884, Tumeurs de la trompe, p. 779.

Spaeth. — Leitschrift für Geburstgülfe and Gynakologie, xxi, p. 2, ou Revue des sciences médicales en France et l'étranger, 1892, T. xxxix, p. 590.

Suttond-Bland. — Medical and press circular, August. 24, 1892, p. 189.

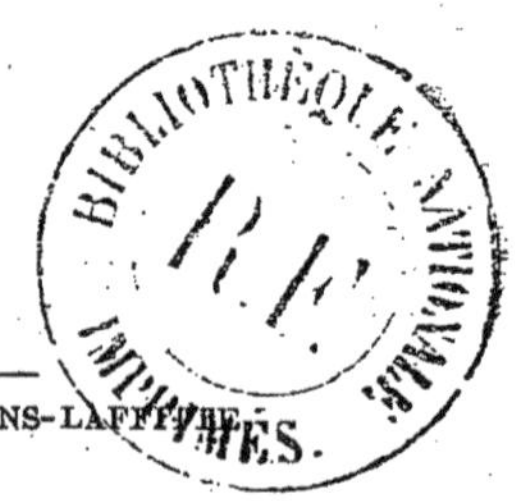

IMP. CH. LÉPICE, 10, RUE DES CÔTES, MAISONS-LAFFITTES.

9 782329 111438